CONSULTATIONS MÉDICALES FRANÇAISES

N° 61

SÉROTHÉRAPIE DES NÉPHRITES

Indications et utilisation
du sérum rénal de chèvre en thérapeutique

Par MM.

P. J. TESSIER | **Dr L. THÉVENOT**
PROF. DE CLINIQUE | PROFESSEUR AGRÉGÉ

A LA FACULTÉ DE MÉDECINE DE LYON

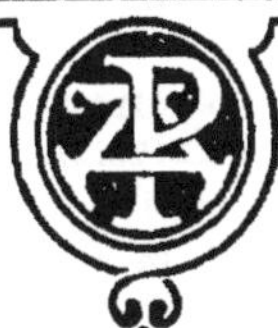

· PARIS ·
A. POINAT · EDITEUR
24 RUE CASSETTE · VIe

Consultations Médicales

FRANÇAISES

Chaque fascicule est vendu séparément (envoi franco) . . **O fr. 60**

1. **Les néphrites chroniques**, par le Dʳ Castaigne, prof. agrégé à la Faculté de médecine de Paris, médecin des hôpitaux (2ᵉ édition).
2. **Lithiase biliaire non compliquée**, par le Dʳ Gilbert, professeur de clinique médicale à la Faculté de médecine de Paris (2ᵉ édition).
3. **Les sténoses du pylore d'origine ulcéreuse, leur traitement par les moyens médicaux et par la gastro-entérostomie**, par MM. J. Castaigne, professeur agrégé à la Faculté de médecine de Paris, médecin des hôpitaux, et Ch. Dujarier, chirurgien des hôpitaux de Paris (2ᵉ édition).
4. **Les gastropathies nerveuses**, par le Dʳ Grasset, professeur de clinique médicale à l'Université de Montpellier (2ᵉ édition).
5. **L'obésité**, par le Dʳ Lereboullet, médecin des hôpitaux de Paris (2ᵉ édition).
6. **Les cirrhoses de Laënnec avec ascite et leur traitement médico-chirurgical**, par le Dʳ J. Castaigne, professeur agrégé à la Faculté de médecine de Paris (2ᵉ édition).
7. **La gastro-entérite des nourrissons**, par le Dʳ Moussous, professeur de Clinique médicale infantile à l'Université de Bordeaux (2ᵉ édition).
8. **La tiquose**, par le Dʳ René Cruchet, professeur agrégé à l'Université de Bordeaux, médecin des hôpitaux (2ᵉ édition).
9. **L'épilepsie commune** (*épilepsie dite essentielle*), par le Dʳ Lucien Mayet, chargé de cours à l'Université de Lyon (2ᵉ édition).
10. **Traitement du diabète sucré**, par le Dʳ Rathery, professeur agrégé à la Faculté de médecine de Paris (2ᵉ édition).
11. **Traitement du tabes**, par le Dʳ Paul Sainton, ancien chef de clinique à la Faculté de médecine de Paris.
12. **L'avortement**, par le Dʳ Rudaux, accoucheur des hôp. de Paris (2ᵉ édition).
13. **Traitement de l'urétrite chronique**, par le Dʳ Émile Jeanbrau, professeur agrégé à la Faculté de Montpellier.
14. . . . . *Épuisé.*
15. **Traitement des anémies**, par le Dʳ Maurice Perrin, professeur agrégé à la Faculté de médecine de Nancy.
16. . . . . *Épuisé.*
17. . . . . *Épuisé.*
18. **Les adénites tuberculeuses et leur traitement**, par le Dʳ Soubeyran, professeur agrégé à la Faculté de médecine de Montpellier.
19. . . . . *Épuisé.*
20. **Traitement de la tuberculose pulmonaire par la tuberculine**, par le Dʳ F.-X. Gouraud, ancien chef de laboratoire à la Faculté de médecine de Paris.
21. **Traitement de l'angine diphtérique**, par le Dʳ L.-G. Simon, chef de laboratoire à l'hôpital Bretonneau.

SÉROTHÉRAPIE DES NÉPHRITES

INDICATIONS ET UTILISATION DU SÉRUM RÉNAL DE CHÈVRE EN THÉRAPEUTIQUE[1]

Par MM.

Le Professeur TEISSIER,
Professeur de clinique
à la Faculté de médecine de Lyon.

Docteur Lucien THÉVENOT,
Professeur agrégé

I. — CONSIDÉRATIONS GÉNÉRALES

Le traitement des néphrites par le sérum de veine rénale est basé sur cette notion déjà ancienne, que le sang de la « veine émulgente » contient les produits de sécrétion des cellules des tubuli contorti; celles-ci en effet ont un double rôle : d'une part elles rejettent dans le tube urinifère les déchets véhiculés par le sang, d'autre part elles déversent dans la circulation les produits de *sécrétion interne du rein.*

L'existence de cette sécrétion, bien qu'encore dis-

---

1. Cette Consultation est destinée à répondre aux demandes que nous adressent de nombreux confrères, sur le mode d'emploi du sérum rénal, ses indications, ses effets, comme aussi sur la littérature concernant cette intéressante question.

cutée par quelques auteurs, paraît actuellement démontrée. Brown-Séquard, en 1892, l'avait le premier soupçonnée, en constatant que, chez les cobayes et les lapins néphrectomisés, l'injection de sérum rénal prolongeait la survie, comparativement aux animaux témoins.

Sans vouloir faire ici l'histoire complète de cette méthode, nous tenons à rappeler les diverses recherches qui légitiment son usage en thérapeutique.

En 1894, Meyer, dans plusieurs expériences, démontre l'existence de la sécrétion interne du rein, et met en évidence l'action très favorable du sérum rénal sur les accidents urémiques et particulièrement sur les troubles respiratoires ; sous l'influence du traitement, il constate la disparition du rythme de Cheyne-Stokes et la régularisation des mouvements du thorax. A la même époque, Vitzou, puis Spinéanu confirment les résultats des auteurs précédents.

En 1895, Ajello et Parascandollo notent eux aussi, sur des chiens, que la survie des animaux, au lieu d'être de 4 à 48 heures, après néphrectomie double, est de 3 à 5 jours, lorsque l'opération est suivie d'injection de suc rénal dilué.

Citons encore au point de vue expérimental les résultats très intéressants obtenus par Tria de Naples en 1910, sur des chiens rendus néphrétiques par des injections de nitrate d'urane.

Toutes ces recherches prouvent déjà nettement l'existence, dans le sang de la veine émulgente, de produits antitoxiques sécrétés par le rein ; mais beaucoup plus démonstratifs encore sont les *effets réalisés chez les malades* par la sérothérapie rénale. Déjà en 1896, Turbure de Bucarest, le premier, injecta avec succès, chez un malade atteint de néphrite chronique, du sang veineux rénal défibriné. En 1898, l'un de nous, guidé par cette tentative, entreprit de traiter par le sérum de veine rénale un jeune homme atteint d'albuminurie scarlatineuse des plus graves ; le malade fut guéri par quelques injections. Devant un pareil résultat les recherches furent poursuivies et firent l'objet des thèses de de Lignerolles et de Lavis.

Depuis 1907, nous pûmes, précisant la technique de la saignée rénale, obtenir en grande quantité un liquide aseptique ; dès lors les travaux se multiplièrent et, en dehors des nôtres, nous citerons les observations de van Bogaert à Anvers (1908), de Spillmann et Parisot à Nancy (1909), de José Messina Maggio à Santiago (1910), de Bottala-Gambetta (1911). Tous ces faits démontrent l'existence de la sécrétion interne du rein et les observations de ces auteurs, si elles diffèrent quelquefois sur tel ou tel point de détail, prouvent toutes l'utilité du traitement sérothérapique des néphrites.

Mais avant d'étudier le mode d'emploi du sérum, nous croyons indispensable d'indiquer en quelques mots, quels sont les phénomènes morbides améliorés à la suite des injections.

II. — RÉSULTATS DE LA MÉTHODE

Laissant volontairement de côté les faits d'ordre purement expérimental, nous nous occuperons exclusivement ici des effets observés chez l'homme. D'une manière générale, le sérum améliore les *troubles relevant de l'auto-intoxication* et de la suppression de l'émonctoire rénal ; les phénomènes subjectifs nerveux, céphalées, délire, convulsions, coma, disparaissent assez rapidement. Les malades accusent une sensation de bien-être, succédant au malaise d'ordre toxique.

Du côté de l'appareil respiratoire, on relève la *disparition de l'odeur ammoniacale* de l'haleine, si fréquente dans l'urémie gastro-intestinale, et souvent révélatrice d'accidents graves menaçants : les *troubles dyspnéiques* s'améliorent, le rythme respiratoire se régularise; le Cheyne-Stokes disparaît, au moins dans les cas où il relève de phénomènes toxiques, et non d'anémie cérébrale ; ce fait que nous avons plusieurs fois constaté, a été noté également par Spillmann, par van Bogaert et plusieurs autres auteurs. Bien plus, on voit parfois s'atténuer rapidement les phénomènes de congestion, de broncho-pneumonie et même d'hydrothorax, si fréquents au cours du mal de Bright.

Du côté de l'appareil circulatoire, le sérum diminue et souvent arrête complètement les *hémorragies*, épistaxis, hématurie, etc. Il abaisse la *pression artérielle*, chez les hypertendus, de façon très notable; nous avons vu cette chute atteindre 5 à 4 centimètres de mercure; Daunay et Lequeux, chez des accouchées, signalent des chiffres de 9 et même 11 centimètres de mercure; mais ce sont là des faits spéciaux, qu'on n'observe pas chez les brightiques ordinaires.

Dans certains cas, on a pu constater, à la suite du traitement, une augmentation considérable du nombre des globules blancs (Daunay et Lequeux).

Les *épanchements séreux*, ascite, œdèmes, s'améliorent rapidement lorsque le sérum détermine de la polyurie avec hyperchlorurie (Spillmann et Parisot); mais en général on note, comme nous le verrons, au point de vue urinaire, plutôt de l'hyperazoturie.

Enfin les *troubles gastro-intestinaux*, vomissements, ballonnement, diarrhées, cèdent le plus souvent à la sérothérapie.

Du côté des urines, le sérum rénal agit même chez des sujets sains, mais les modifications qu'il détermine sont surtout sensibles chez les brightiques en état de rétention particlle.

D'abord la quantité des urines augmente souvent de façon surprenante; on voit la *diurèse* passer de 500 grammes à 3 et 4 litres; Spillmann et Parisot ont même cité des polyuries de 8 à 10 litres; cette diurèse « spécifique », d'après les auteurs nancéens, peut être immédiate et se manifester au bout de 12 à 24 heures; parfois le phénomène est retardé au deuxième ou troisième jour, et peut même être précédé d'une courte phase d'oligurie passagère. Nous devons ajouter que dans quelques cas le taux des urines ne varie pas; il ne faudrait pas conclure alors à l'inutilité complète du sérum; nous avons en effet insisté sur la dissociation remarquable, chez certains malades, des effets diurétiques et des effets antitoxiques de la médication, ces derniers pouvant se manifester indépendamment des premiers.

L'*albumine*, lorsqu'elle existe à un taux très élevé, diminue de façon considérable, tombant de 25 à 15 grammes, de 15 à 2 grammes, et même disparaît complètement; dans un cas observé par deux confrères d'Oran, elle passa en quelques jours de 60 grammes à 1 gramme. Il faut pourtant savoir que parfois l'albumine peut augmenter légèrement après les injections, mais de façon très passagère.

Les *éliminations salines* sont modifiées, diffé-

remment suivant les cas. Le plus souvent, comme
l'avait depuis longtemps noté l'un de nous, on observe de l'azoturie, sans modification du chiffre des
chlorures, ou avec diminution de ceux-ci. Chez
d'autres malades le taux de l'urée ne varie pas, et
l'on constate de l'hyperchlorurie, jusqu'à 20 grammes et plus par vingt-quatre heures (Spillmann et
Parisot). Le taux des phosphates, d'ordinaire, est
peu ou pas modifié.

La *toxicité des urines*, appréciée suivant la
technique du professeur Bouchard (injection dans
la veine marginale de l'oreille du lapin), baisse
rapidement; l'urotoxie passe, par exemple, de 35 à
521, de 35 à 41, de 96 à 176, etc. Ce fait s'explique
parce qu'il y a *ralentissement dans la production*
ou *destruction active* des toxines dans l'organisme;
au contraire, après l'opothérapie, on observe d'ordinaire une élévation de la toxicité urinaire, modification qui révèle une *élimination meilleure* des
substances toxiques, grâce à la suractivité provoquée
au niveau du rein.

La *perméabilité rénale* est le plus souvent fort
améliorée : tantôt il s'agit de congestion rénale avec
une diurèse moléculaire totale et un $\frac{\Delta}{\delta}$ très faibles,
et l'on voit alors les deux chiffres se relever (par
exemple, de Dm.t. $= 1613$ et $\frac{\Delta}{\delta}$ 1,35 on passe à
Dm. t. $= 3537$ et $\frac{\Delta}{\delta}$ 1,48); ou bien une perméabilité très défectueuse, avec des chiffres de diurèse
très bas, se transforme en schéma d'imperméabilité
très marquée, mais avec des chiffres de diurèse plus
élevés, et enfin redevient normale; dans un cas,

par exemple, nous notions successivement les trois étapes suivantes : 557 (diurèse mol. totale) et 1,25 $\left(\frac{\Delta}{\delta}\right)$ — puis D. m. tot. $= 2556$, et $\frac{\Delta}{\delta}$ 2,03. — Enfin D. m. t. $= 3315$ et $\frac{\Delta}{\delta}$: 1,60. En résumé, à la suite des injections sériques, on peut dire que, *si l'on voit l'imperméabilité persister quelquefois, elle s'atténue le plus souvent ' la perméabilité devient normale dans beau ap de cas.*

Tous ces résultats s'o ervent isolés ou réunis chez le même malade; pour fixer les idées nous relaterons brièvement quelques exemples d'accidents rénaux améliorés par la sérothérapie[1] :

1° NÉPHRITES AIGUËS.

G. Alexis (1er malade du professeur Teissier traité par sérothérapie), 15 ans. Néphrite aiguë scarlatineuse; entré à l'Hôtel-Dieu avec des phénomènes très graves : céphalée, arrachant des cris au malade, vomissements à répétition, anasarque, oligurie avec cylindres granulo-graisseux. Une seule injection de sérum suffit, en 4 jours, à faire cesser la céphalée et les vomissements; les œdèmes disparaissaient complètement; 17 jours plus tard l'urine ne contenait plus d'albumine. la perméabilité rénale était normale, et 20 jours plus tard le jeune malade quittait l'hôpital complètement guéri.

Observation due au Dr Jarsaillon. — Garçon de 20 ans atteint de néphrite aiguë, probablement scarlatineuse; œdèmes généralisés, épanchements dans les séreuses, oligurie, albuminurie considérable (70 grammes au litre); devant l'échec des traitements habituels, on injecte trois fois 10 c.c. de sérum; le taux des urines s'élève à deux litres, et en un mois les œdèmes ont disparu, ainsi que les épanchements; l'albumine tombe à 0,50; quatre mois après le malade rentre d'Algérie en France et recouvre peu à peu une santé parfaite.

1. Les observations sans indication d'origine sont des cas personnels.

Observation due au D Henrijean.* — Enfant de 4 ans et demi atteint de grippe avec néphrite aiguë très grave ; après deux injections sériques, en 6 jours les urines passent de 250 grammes à un litre ; l'albumine, qui était massive au début, devient indosable, les cylindres granuleux disparaissent, les phénomènes toxiques cèdent ; deux mois après, guérison complète.

2° NÉPHRITES CHRONIQUES.

Femme de 71 ans, brightique depuis 10 ans. Vient à l'hôpital avec une dyspnée intense, un cœur hypertrophié, de la dilatation des cavités droites, de l'œdème des membres inférieurs, du myosis. Les purgatifs et diurétiques ne donnent aucun résultat, seul le sérum de veine rénale (3 injections) amène la disparition de la dyspnée, des œdèmes, et une polyurie de deux litres avec seulement des traces d'albumine.

Enfant de 11 ans, depuis longtemps albuminurique ; prend une grippe, avec néphrite aiguë (hématuries, œdèmes généralisés, urémie gastro-intestinale et convulsivante).

La sérothérapie permet la guérison complète et rapide de ce malade.

L. Clovis, 54 ans, ancien brightique, entré à l'hôpital dans le coma avec une dyspnée vive, des œdèmes, de l'ascite ; urines bouillon de bœuf très albumineuses. Trois injections sériques entraînent une amélioration considérable des troubles subjectifs, des œdèmes et de l'état urinaire (1600 grammes d'urines et moins d'un gramme d'albumine). Mais bientôt les troubles récidivent, avec frottements péricardiques passagers, puis accès dyspnéiques. Une nouvelle série d'injections sériques ramène un état assez satisfaisant pour que le malade puisse bientôt partir en convalescence.

P., 70 ans, grand artérioscléreux, paludéen, avec gros cœur et aortite grave ; brightique depuis plusieurs années. Poussée rénale violente, avec agitation, insomnie absolue, délire, dyspnée violente avec Cheyne-Stokes, bradycardie. Traitement sérique : en deux jours le Cheyne-Stokes disparaît, les phénomènes nerveux s'améliorent, l'albumine diminue des deux tiers : on continue les injections sériques. L'amélioration est telle qu'au bout de quinze jours le malade peut se lever, et après un mois reprend la direction d'affaires importantes.

3° REINS CARDIAQUES.

B., 74 ans. Cardiaque depuis vingt ans ; atteintes de grippe pendant deux hivers successifs, entraînant des accidents cardiaques ; apparition simultanée d'accidents toxiques d'origine rénale ; céphalée, myosis, œdèmes, faiblesse, insomnie. Ces accidents ne cèdent pas aux toniques cardiaques, mais sont fort améliorés par la sérothérapie rénale ; après 3 injections, la respiration devient plus aisée, le malade peut dormir, s'alimenter et reposer la nuit pendant plusieurs heures dans le décubitus dorsal.

M. X., 77 ans (Observation due au Dr Mayet). Crises d'asystolie répétées, puis manifestations nettes d'insuffisance rénale. La médication toni-cardiaque devient impuissante ; le malade est oligurique avec œdèmes considérables, somnolences, Cheyne-Stokes. Après deux injections sériques il sort du coma, urine 1150 grammes au lieu de 400 ; l'albumine disparaît ; le foie reprend son volume normal. Deux mois après le malade est dans un état très satisfaisant.

Comme on le voit par ces exemples, les néphrites aiguës, les poussées aiguës au cours du mal de Bright, les phénomènes toxiques résultant de la sclérose rénale d'origine cardiaque, sont très améliorés par la sérothérapie. Mais les effets de cette médication sont surtout manifestes et évidents au cours des grands accès d'urémie dont voici quelques cas typiques :

4° URÉMIE.

M. Marie, 61 ans, atteinte depuis cinq ans au moins d'accidents cardio-rénaux, présente en novembre 1911 des convulsions, du coma et du Cheyne-Stokes. Une injection de sérum suffit à dissiper les accidents comateux, à rétablir la diurèse, et la répétition des injections permet de conjurer, en moins de cinq jours, des accidents toxiques redoutables.

G. Marie, 20 ans, présente en 1908 une néphrite des plus graves, avec céphalées intolérables, crises d'éclampsie typiques à répétition, et 8 ou 10 grammes d'albumine. Deux injections en douze jours conjurent ces phénomènes urémiques.

L., 11 ans, de famille albuminurique, ayant eu la scarlatine, est pris brusquement, sous l'influence d'un refroidissement, d'urémie grave : céphalée atroce, diplopie, vomissements, haleine ammoniacale; quatre injections sériques sont nécessaires pour dissiper ces accidents; actuellement (six ans après cette grave crise) le malade est en parfaite santé.

Nous ne voulons pas multiplier ces exemples, qui suffisent à démontrer l'efficacité de la sérothérapie au cours des phénomènes urémiques.

Comment se produisent les effets du sérum rénal?

Il est tout d'abord très probable *qu'il ne s'agit en rien d'une neutralisation directe des poisons*, proportionnée à la dose de sérum injecté; on voit en effet parfois 20 c.c. entraîner des modifications considérables alors que chez d'autres malades 60 ou 100 c.c. n'amènent, dans l'état général et dans la fonction urinaire, que des transformations minimes.

L'action antitoxique est cependant certaine et nous avons pu la constater in vitro de la façon suivante :

Nous poursuivons depuis quelques années l'étude des substances cytolytiques véhiculées par le sang des brightiques. Castaigne et Rathery ont fait sur ces « néphrotoxines » des recherches expérimentales fort instructives, que nous nous sommes proposés de poursuivre; nous avons pu constater qu'en injectant à des lapins le sang des brightiques en état de rétention, on obtient, au niveau des tubuli contorti de ces animaux, une sorte d'expulsion des granulations cellulaires avec condensation et altérations du noyau. Ces modifications cytolytiques sont dues à des substances albuminoïdes toxiques du sérum, et sont proportionnelles au degré de rétention rénale. Or, nous avons vu que le *sérum rénal de chèvre est capable de neutraliser in vitro ces poisons* et d'empêcher ces effets néphrotoxiques des sérums de malades atteints de néphrites chroniques.

Mais il *paraît surtout agir en stimulant les fonctions du foie et du rein* : il porte le plus souvent son effort *sur le foie* et détermine de l'azoturie sans hyperchlorurie : il réveille alors l'action antitoxique de cet organe, dont on connaît le rôle de suppléance vis-à-vis de l'émonctoire rénal ; parfois aussi il excite le filtre rénal, ce qui explique l'hyperchlorurie observée par quelques auteurs.

Grâce à ces faits, on comprend aisément les renseignements fournis au cours des néphrites par l'épreuve de la glycosurie phloridzique ; on sait que primitivement l'absence de glycosurie après l'injection de phloridzine était considérée comme un signe d'altération profonde du rein : l'un de nous, avec le docteur Rebattu, a montré que la transformation de la phloridzine en sucre réducteur était en réalité sous la dépendance du foie et des reins, et principalement de la glande hépatique. Aussi, une pareille épreuve, lorsqu'elle est négative, permet à notre avis de conclure à une défaillance de ces deux glandes, et, puisqu'elles sont devenues peu excitables, il est à prévoir que le sérum demeurera sans effet. Nous ne renonçons cependant pas en pareil cas à la sérothérapie, mais tentons de réveiller la fonction hépatorénale, en associant à une médication sérique fractionnée, l'administration d'extrait hépatique longtemps poursuivie.

III. — INDICATIONS DU TRAITEMENT SÉRIQUE
AU COURS DES NÉPHRITES

D'après les données précédentes, nous voyons que le sérum rénal sera surtout utile dans les cas où le fonctionnement du rein étant insuffisant, celui du foie est menacé de défaillance, particulièrement au cours des néphrites chroniques. Il permettra, avant tout, de combattre les accidents toxiques relevant d'une imperméabilité rénale transitoire, en ouvrant le filtre rénal et en excitant les fonctions antitoxiques du foie. Mais il est évident que ce résultat ne pourra s'obtenir qu'à une double condition :

1° Suppression *transitoire* de l'émonctoire rénal, par lésions aiguës du rein, capables de rétrocession rapide, ou par lésions chroniques partielles, laissant encore des parties saines de parenchyme, susceptibles de fonctionner.

2° Conservation relative de la cellule hépatique, lui permettant d'exercer encore son rôle antitoxique.

Or, si ces desiderata ne sont pas réalisés, la glycosurie phloridzique devient négative, et l'on comprend ainsi que cette réaction puisse fournir un renseignement très important, en permettant de préciser dans certains cas l'utilité plus ou moins grande du sérum.

Les *indications de la sérothérapie* rénale peuvent être ainsi formulées :

1° *Urémie* par suppression brusque des fonctions rénales jusqu'alors normales (scarlatine, pneumonie) ou par poussée congestive violente au cours d'une néphrite chronique, ou par oblitération d'un uretère (anurie calculeuse) ;

2° *Accidents toxiques* plus ou moins accentués, au cours d'une néphrite chronique, sous l'influence d'écarts de régime, d'une poussée brusque d'hypertension, ou de congestion rénale (céphalées, névralgies, dyspnée, etc.) ;

3° *Néphrite aiguë a frigore* et néphrites aiguës infectieuses sans phénomènes urémiques vrais, mais avec céphalée, dyspnée, oligurie (dans certains cas de fièvre typhoïde, d'érysipèle, de grippe, d'angines, etc.) ;

4° *Rein cardiaque* : nous avons noté, dans les cas que nous avons eu l'occasion d'observer, de grosses améliorations (lésions mitro-aortiques, cardiopathie par symphyse pleuro-pulmonaire, etc.) ;

5° *Albuminurie de la grossesse et éclampsie.*

IV. — CONTRE-INDICATIONS

En dehors des accidents sériques à répétition, nous ne connaissons pas de contre-indication à l'emploi du sérum rénal.

Messina Maggio, dans un travail important qui date de 1910, signalait *l'azotémie.* Or, nous avons constaté à plusieurs reprises que le sérum est efficace chez les azotémiques.

Nous signalerons en particulier les cas suivants à l'appui de notre affirmation :

L. Clovis, dont nous avons rapporté ci-dessus l'observation, a présenté de l'azotémie indiscutable puisque le dosage de l'urée dans la période urémique a donné comme résultat 1ᵉʳ,34 par litre de sang. Nous avons vu que néanmoins ce malade avait été amélioré par le sérum rénal.

Malade paludéen atteint de néphrite chronique avec polyurie, œdèmes des membres inférieurs, gros foie, hypertension. Ce

malade très dyspnéique et très œdématié présentait, il y a un
an, un chiffre de 3 grammes d'urée dans le sérum ; aucune
médication n'ayant donné de résultat favorable, la sérothérapie
fut tentée : après injection de 50 c.c. de sérum la dyspnée
céda, les œdèmes disparurent ; au bout de cinq semaines, le
taux de l'urée était de 1,60 dans le sérum sanguin : bientôt le
malade pouvait reprendre à peu près la vie commune.

R., 45 ans, actuellement en traitement à la clinique, est
entré à l'hôpital en pleine poussée aiguë de néphrite au cours
d'une évolution chronique : ce malade était presque anurique
avec hématurie, cylindrurie intense, œdèmes, ascite ; bron-
chite albuminurique et menaces d'œdème aigu ; le taux de
l'urée sanguine était de 1ᵍʳ,80. Il reçut plusieurs injections
de sérum rénal, puis de sérum préparé ; aucun accident sauf
un léger urticaire ; au bout de dix jours amélioration énorme,
diurèse de près d'un litre (au lieu de 100 à 120 grammes),
diminution considérable des signes pulmonaires, disparition de
la dyspnée ; le taux de l'urée est aujourd'hui de 1,60.

G., 16 ans, néphrite ancienne (scarlatine), appendicite opérée
au cours de cette néphrite ; à la suite de cette opération, oligurie, œdèmes très accusés, dyspnée. Le taux de l'urée était
de 0,70 dans le sang. Neuf injections de 10 c.c. de sérum ont
considérablement amélioré le malade, dont l'état est resté et
demeure satisfaisant. (Observation due au Dʳ Pallasse.)

*L'absence de glycosurie après injection de phlo-
ridzine* n'est pas une contre-indication, mais, ainsi
que nous l'avons déjà mentionné, le sérum est d'une
efficacité plus douteuse en pareil cas ; nous en con-
seillons l'usage à doses répétées (5-10 c.c. tous les
huit jours) avec association d'opothérapie hépatique.
La *dégénérescence amyloïde* du rein n'est pas
non plus une contre-indication ; nous en avons
observé un cas, vérifié à l'autopsie ; le sérum fut
sans effet, mais sans inconvénient pour le malade.

V. — ACCIDENTS SÉRIQUES

Le sérum de veine rénale, comme tous les sérums, détermine parfois des accidents, généralement légers.

Nous les avons notés environ une fois sur six : ils se bornent le plus souvent à un *léger gonflement local*, et à quelques *plaques d'urticaire* qui durent 5 à 4 jours et guérissent toujours spontanément; nous avons vu, deux ou trois fois, des urticaires généralisés, extrêmement pénibles pour le malade à cause du prurit qu'ils provoquent, mais ne s'accompagnant d'aucun phénomène viscéral et guérissant en 5 à 6 jours.

Signalons aussi, chez un sujet, des *placards rouges* et tuméfiés de la face, qui en ont imposé pendant 48 heures pour de l'érysipèle, et chez d'autres des *œdèmes* occupant les deux membres inférieurs et le scrotum.

Mais ce sont là des faits rares et qui n'ont jamais entraîné d'issue fatale.

VI. — MODE D'EMPLOI DU SÉRUM RÉNAL

Nous serons brefs sur la question de *préparation du sérum*. Jusqu'en 1907, on opérait par *voie antérieure*, en ouvrant la cavité abdominale de la chèvre, en écartant la masse intestinale, souvent énorme, et en allant au fond de cette cavité placer un trocard dans la veine; la saignée ne pouvait être ainsi ni très fructueuse, ni très aseptique, et le sérum ne se conservait pas.

MM. Nicolas et Lavis avaient apporté un perfectionnement très intéressant à cette technique, en montrant que, pour obtenir un sérum actif, il fallait *lier la veine rénale au voisinage de la veine cave*; on recueillait ainsi exclusivement le sang de la veine émulgente.

Désirant obtenir une grande quantité de sérum très aseptique, nous avons dès 1907 utilisé la *voie postérieure*; nous incisons la région lombaire, pour pouvoir amener le rein au dehors et ponctionner la veine à découvert. Les manipulations sont ainsi réduites au minimum, un personnel restreint suffit, la ponction de la veine s'opère sans gêne aucune, et le sérum obtenu, très clair, très aseptique, se conserve pendant plusieurs années. Nous avons longuement exposé notre technique, dans la thèse de notre élève, le docteur Bottala-Gambetta.

Le sérum doit être *stérile*; il se présente alors sous l'aspect d'un liquide citrin ou jaune clair, parfaitement transparent; à la longue on voit parfois trois ou quatre grumeaux fibrineux, formés après la mise en flacons; ils ont l'aspect de flocons cotonneux, non compacts, flottant dans le liquide très limpide; dans les sérums vieux de plusieurs mois, mais encore très utilisables, les flocons sont nombreux et gros comme la tête d'une épingle en laiton.

Il *est prudent de rejeter* tout sérum clair ayant laissé déposer des grumeaux compacts, ou une couche poudreuse abondante; *il faut rejeter* tout liquide uniformément trouble. Grâce à de pareilles précautions on ne constate pas d'infection, ni d'abcès à la suite du traitement; nous n'avons jamais rien observé de pareil chez les nombreux malades que nous avons sérothérapisés.

Les injections sont pratiquées dans le tissu cellulaire sous-cutané à dose de 10 à 20 c.c. chaque fois. On peut choisir comme région soit la paroi abdominale, soit la face externe de la cuisse.

Dans les cas urgents l'injection intraveineuse a pu être pratiquée en utilisant un sérum parfaitement limpide; cette voie d'injection, beaucoup plus délicate que la voie sous-cutanée, ne nous paraît pas devoir être conseillée au praticien.

Dans nos premières expériences nous utilisions des doses faibles, 40 à 50 c. c. en trois injections, même pour les cas graves; mais on sait qu'à l'heure actuelle, de nombreuses observations ont montré que les sérums thérapeutiques, antidiphtérique et antitétanique, doivent, pour être efficaces, être injectés à doses très élevées; aussi ne craignons-nous pas à l'heure actuelle d'utiliser 100 c.c. de sérum et même plus, en cas d'urgence.

Nous adoptons d'ordinaire la technique suivante :

1° Dans les cas graves (urémie), nous injectons 20 c.c. tous les deux jours pendant six jours, puis 10 c.c. en espaçant peu à peu les doses, tant que durent les accidents.

2° Dans les cas chroniques, nous utilisons 10 c.c. tous les six ou huit jours, pendant un mois et demi à deux mois.

Il n'y a aucune limite maxima, on peut faire ainsi des doses répétées, 10, 15 c.c. et même plus sans inconvénients.

Nous nous sommes depuis longtemps préoccupés de *prévenir les accidents sériques*; nous utilisons dans ce but un *sérum* vieux de 2, 4, même 6 mois; en outre notre sérum, avant la mise en flacons, est *chauffé à 56°* pendant une demi-heure, deux jours successifs. Nous prescrivons d'ordinaire à nos malades une dose quotidienne de 2 grammes de *chlorure de calcium* ou 1 gramme de lactate de calcium, suivant la méthode préconisée par Rosenau et Anderson; cette médication, qu'on continuera pendant toute la durée du traitement sérique est souvent inefficace, et nous avons vu de l'urticaire chez un malade qui prenait du lactate de calcium depuis quinze jours au moment de sa première injection; en tout cas ces sels ne sont nullement nuisibles, même chez des urémiques. Nous avons quelquefois employé la *méthode de Besredka*, c'est-à-dire l'administration en lavement d'une petite quantité de sérum de chèvre, avant l'injection sous-cutanée (5 c.c. tous les jours pendant 3 à 4 jours).

Ces divers procédés nous paraissent recommandables, car ils diminuent légèrement la fréquence des accidents, mais ils sont loin de réussir dans tous les cas.

Ces phénomènes sériques ont été rapportés par certains auteurs à *l'anaphylaxie*; il est facile d'invoquer la sensibilisation chez des sujets injectés auparavant (15-31 déc. 1896) avec du sérum du même animal; en l'absence d'un pareil antécédent, on parle d'ingestion antérieure de viande de cheval ou de chèvre. Ces deux conditions manquent souvent, et pourtant les accidents sériques se manifestent d'ordinaire à la première injection. Il ne semble donc pas s'agir en pareil cas d'anaphylaxie vraie, d'autant plus que la répétition des injections à deux ou trois semaines ou même plusieurs mois d'intervalle est absolument sans inconvénient; on peut donc chez un brightique traité longtemps auparavant par le sérum de chèvre, employer de nouveau, sans crainte, la sérothérapie.

CONCLUSION

L'injection de sérum rénal au cours des néphrites est une méthode thérapeutique *utile* le plus souvent et *dépourvue de tout danger*; il suffit d'opérer dans les conditions d'asepsie habituelles à toute injection sous-cutanée et de prévenir l'entourage du malade des phénomènes sériques possibles; il faut surtout s'efforcer d'*appliquer la médication avant les accidents ultimes*, alors qu'il existe encore des portions de parenchyme rénal capables de réagir et de recouvrer, au moins momentanément leurs fonctions.

BIBLIOGRAPHIE

Terburh. Accès urémiques traités par le sang de veine rénale défibriné. Spitalul, n° 25 (Bucarest).

De Ligneroles. Injection de sérum de veine rénale dans le traitement de l'urémie. *Thèse de Lyon*, 1898.

J. Teissier. Traitement de l'insuffisance rénale. *Bull. médical*, 6 juillet 1904.

Lavis. Recherches expérimentales et cliniques sur la pathogénie de l'urémie. *Thèse de Lyon*, 1905.

J. Teissier. La sérothérapie des néphrites. *Académie de médecine*, octobre 1908

J. Teissier, Morel et Thévenot. Etude physique et chimique du sérum de veine rénale. *Compte rendu des travaux de la clinique Teissier*, 1908.

Van Bogaert. Sérothérapie rénale dans les néphrites. *Le Scalpel et Liège médical*, décembre 1908 et *Province médicale*, 20 mai 1909.

Thévenot (Lucien). Sérothérapie des néphrites. *Monde médical*, septembre 1909.

Van Bogaert. Quelques remarques cliniques sur une épidémie de scarlatine. *Presse médicale*, 7 août 1909.

Spillmann et Parisot. Traitement des néphrites par le sérum de veine rénale. *Presse médicale*, 27 octobre 1909.

J. Teissier et Thévenot (Lucien). Recherches expérimentales sur le sérum de veine rénale. *Soc. de biologie*, 14 mai 1910.

Daunay et Lequeux. Valeur du sérum de sang de la veine émulgente de la chèvre dans le traitement de l'albuminurie gravidique. *Obstétrique*, mars 1910.

Tria. Le sérum de Teissier dans la néphrite expérimentale (3e clinique médicale de l'université de Naples). *Riforma medica*, 1910, n. 25. Traduit in *Prov. médicale*, 1910.

Thévenot (Lucien). Sérothérapie des néphrites. *Journal médical français*, 15 octobre 1910.

Van Bogaert. La sérothérapie par le sérum de veine rénale. *Prov. médicale*, 10 septembre 1910 et *Livre jubilaire* du professeur Teissier, 1910.

José Messina Maggio. Tratamiento de la nefritis por la seroterapia renal (Inst. d'hyg. et de clin. du professeur Garcia Guerrero). *Thèse de Santiago*, 1910.

Rebattu. Étude critique sur l'épreuve de la phloridzine. *Thèse de Lyon*, 1910.

Thévenot (Lucien). Action diurétique du sérum rénal. *XIIe Congrès français de médecine*, Lyon, 1911.

Rebattu. L'épreuve de la phloridzine dans les affections hépatiques. *XIIe Congrès français de médecine*. Lyon, 1911.

J. Teissier. Traitement des néphrites chroniques. (Trois années de pratique de la sérothérapie.) Leçon clinique de l'Hôtel-Dieu. *Monde médical*, 1911.

Bottala-Gambetta. Contribution à l'étude de la sérothérapie des néphrites. *Thèse de Lyon*, 1911.

Thévenot (Lucien). Considérations sur les effets diurétiques de la sérothérapie rénale. *Prov. médicale*, 24 février 1912.

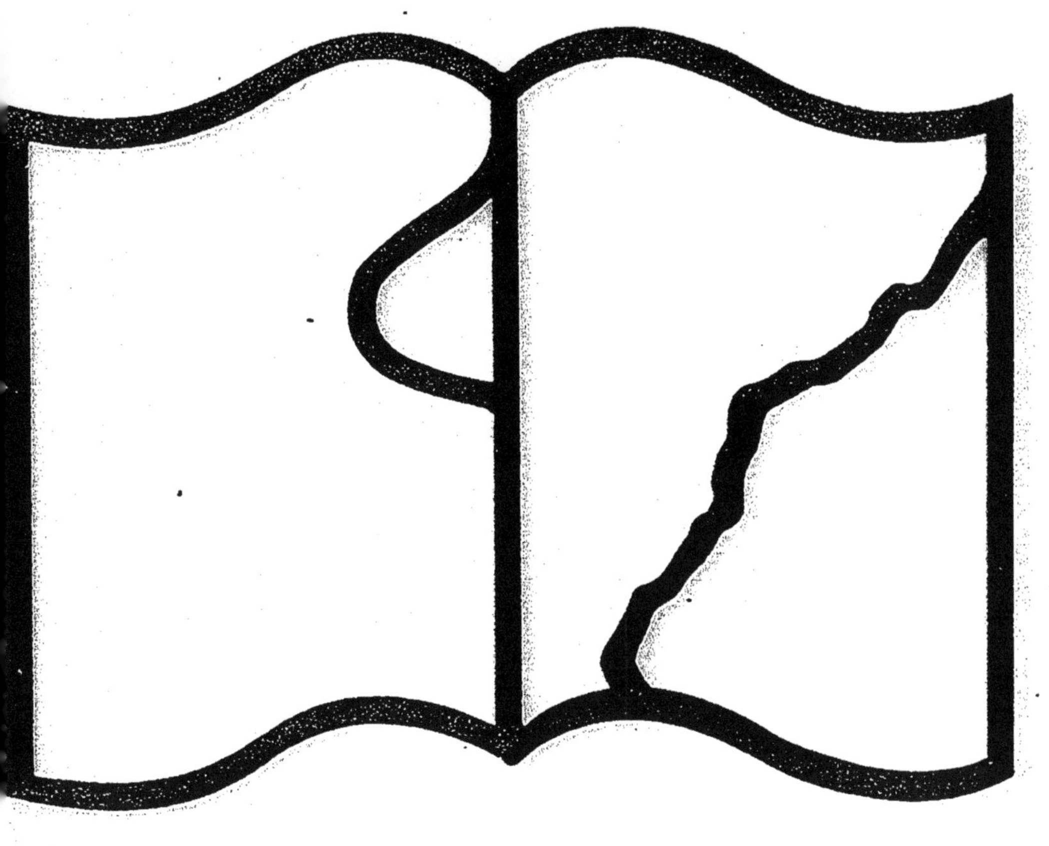

Texte détérioré — reliure défectueuse

NF Z 43-120-11